Recet

MW01230627

Sencillas De La

Dieta Keto

Una Guía Para Principiantes Con Recetas
Cetogénicas Rápidas Y Deliciosas Para Aumentar Su
Metabolismo

Amelia Green - Noelia Cruz

Tabla de contenido

Introducción

Gracias por comprar *Recetas Súper Sencillas De La Dieta Keto: Una Guía Para Principiantes Con Recetas Cetogénicas Rápidas Y Deliciosas Para Aumentar Su Metabolismo*

La dieta cetogénica comenzó como un plan dietético bajo en carbohidratos dirigido a reducir las convulsiones en pacientes que no respondieron a la medicación, especialmente en niños. Las dietas muy bajas en carbohidratos se han utilizado desde la década de 1920 para este mismo propósito.

Desde los años sesenta, estas dietas han sido ampliamente utilizadas para el tratamiento de la obesidad, pero también en presencia de otras condiciones patológicas como la diabetes, el síndrome de ovario poliquístico, el acné: de hecho, se observó que, además de actuar sobre las convulsiones, producían efectos positivos sobre la grasa corporal, el azúcar en la sangre, el colesterol y los niveles de hambre.

La dieta cetogénica, por lo tanto, se ha establecido cada vez

más como una dieta para perder peso, que explota las

consecuencias para el cuerpo de la reducción de carbohidratos

y el aumento del consumo de grasas, no con fines

terapéuticos, sino para estimular la pérdida de peso.

desayuno

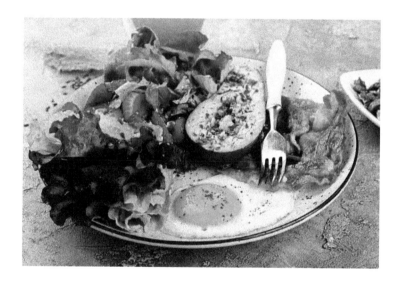

Bagels de cabeza gorda

Tiempo de preparación: 20 minutos

Tiempo de cocción: 15 minutos

Porciones: 6

ingredientes:

•3/4 taza de queso mozzarella rallado

•2 cucharadas de queso crema

•3/4 taza de harina de almendras, más adicional según sea

necesario

•1 huevo grande

•Sal

•Spray de cocina antiadherente

•1 cucharada todo bagel condimento

Indicaciones:

1.Precaliente el horno a 400 ° F.

2.In un tazón seguro para microondas, agregue la mozzarella

y el queso crema, y microondas en alto durante al menos 1

minuto. Revuelva la mezcla y luego vuelva a microondas durante 30 segundos más, hasta que se derrita.

3.Añadir la harina de almendras y el huevo, y sazonar con sal. Mezcle todo suavemente.

4.Cuando la masa esté pegajosa, espolvoreándola con un poco de harina de almendras extra. Envuelva la masa en una envoltura de plástico y colótela en el refrigerador durante 10 minutos para reafirmarla.

5.Dividir la masa en 6 bolas y rodar cada uno en un registro.

6. Rocíe una sartén de rosquillas con spray de cocina y envuelva la masa alrededor de las muesca. Rematar con el condimento de bagel.

7.Hornear los bagels durante al menos 15 minutos, hasta que estén dorados. Guarde las sobras en una bolsa hermética o recipiente en el refrigerador durante una semana.

NUTRICIÓN: Calorías: 88 Grasa total: 7g Proteína: 5g Carbohidratos totales: 1g Fibra: 0g Carbohidratos netos: 1g

Tacos de desayuno con cáscara de queso

Tiempo de preparación: 10 minutos

Tiempo de cocción: 15 minutos

Porciones: 2

ingredientes:

• 11/3 tazas de queso mezclado mexicano rallado

• 1 cucharada de mantequilla o ghee

• 4 huevos grandes

• 2 cucharadas de crema batidora pesada

• Sal

• Pimienta negra recién molida

• Salsa picante Dash

• 1 aguacate, deshuesado, pelado y en rodajas o cubos

• 1 cucharada de cilantro picado

Indicaciones:

1.Precaliente el horno a 350 ° F. Forrce una hoja de hornear

usando una estera de hornear de silicona o papel de

pergamino.

2.Añadir 1/3-taza montículos de queso rallado a la sartén, dejando un montón de espacio entre ellos. Hornear hasta que los lados sean marrones y el centro de cada uno se haya derretido por completo, unos 7 minutos.

3.Set la sartén en el estante de cocción. Usted tendrá que moverse rápidamente para doblar las conchas mientras que todavía son flexibles. Puedes ser creativo con lo que quieres doblarlos. Me gusta crear un "rack" sobre mi fregadero con un estante de refrigeración más ancho para cubrirlos sobre o a veces sobre los lados de un contenedor de almacenamiento más grande. A medida que se enfríen, se endurecerán.

4.In una sartén, calentar la mantequilla a fuego medio.

5. Batir en los huevos y crema pesada, y sazonar con sal, pimienta y una pizca de salsa picante.

6.Revolver los huevos durante 3 minutos, o a la doneness deseado.

7.Llenar las cáscaras de queso con los huevos revueltos, y tapar con el aguacate y el cilantro.

Nutrición: Calorías: 661 Grasa total: 57g Proteína: 33g

Carbohidratos totales: 8g Fibra: 5g Carbohidratos netos: 3g

Ham Espinacas Ballet

Tiempo de preparación: 10 minutos

Tiempo de cocción: 30 minutos

Porciones: 2

ingredientes:

•4 cucharaditas de crema

•3/4 libras de espinacas frescas bebé

•Jamón de 7 onzas, en rodajas

•Sal y pimienta negra, al gusto

•1 cucharada de mantequilla sin sal, derretida

Indicaciones:

1.Fijar el horno a 360 ° F y engrasar 2 ramekins con

mantequilla.

2.Poner mantequilla y espinacas en una sartén y cocinar

durante unos 3 minutos.

3.Añadir las espinacas cocidas en los ramekins y rematar con

rodajas de jamón, crema, sal y pimienta negra.

4.Hornear durante unos 25 minutos y servir para servir caliente.

5. Para preparar la comida, puede refrigerar este ballet de espinacas de jamón durante aproximadamente 3 días envuelto en una lámina.

Nutrición: Calorías: 188 Grasa: 12.5g Carbohidratos: 4.9g

Proteína: 14.6g Azúcar: 0.3g

PAN KETO

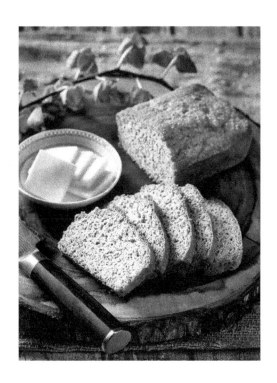

Panqueques de aguacate keto

Tiempo de preparación: 5 minutos

Tiempo de cocción: 10 minutos

Servicios: 4

ingredientes:

•1 Aguacate grande

•2 Huevos

•1/2 taza de leche

•1/4 taza de harina de almendras

•1/2 cucharadita de polvo para hornear

•1 cucharada. eritritol

Indicaciones:

1.Mezclar todos los ingredientes en una licuadora.

2.Precaliente una sartén y abrigo con spray antiadherente.

3.Cuar en la masa y cocinar durante 1-2 minutos por lado.

Nutrición: Calorías: 199 Grasa: 16 g Proteína: 7 g.

Carbohidratos: 4 g.

Pan de "trigo"

Tiempo de preparación: 30 minutos

Tiempo de cocción: 45 minutos

Porciones: 20

ingredientes

•1/2 cucharadita de levadura instantánea

•1 cucharada de agua tibia

•13/4 tazas de harina de almendras

•4 cucharadas de filo de cáscara en polvo

•2 cucharaditas de polvo para hornear

•2 cucharadas de semillas de girasol crudas, toscamente

picadas

•4 cucharaditas de semillas de sésamo

•2 cucharaditas de semillas de chía

•1 cucharadita de sal

•2 huevos grandes

•4 claras de huevo grandes

•2 cucharadas de vinagre de sidra de manzana

• 10 gotas de stevia líquida

• 6 cucharadas de mantequilla

• 1/2 taza de agua hirviendo

Indicaciones:

1. Precalentar el horno a 350F. Forrín el interior de una sartén de pan de 9" × 5" con papel de pergamino.

2. Adjuntar la levadura y el agua tibia y remover para combinar. Déjalo reposar hasta que esté espumoso, unos 5-10 minutos.

3. Verter juntos la harina de almendras, polvo de cáscara de psyllium, polvo de hornear, semillas de girasol, semillas de sésamo, semillas de chía y sal.

4. Verter juntos los huevos, claras de huevo, vinagre, stevia líquida, mantequilla y mezcla de levadura espumosa.

5. Hornear hasta que el pan sea marrón dorado

Nutrición: Calories 213 Grasa total 11 g Proteína 14 g Fibra 2 g Carbohidratos 3 g

Galletas de almendras de sésamo

Tiempo de preparación: 10 minutos

Tiempo de cocción: 24 minutos

Porciones: 8

ingredientes:

•8 cucharadas de mantequilla sin sal, suavizada ligeramente

•2 claras de huevo

•1/2 cucharadita de sal

•1/4 cucharadita de pimienta negra

•2 1/4 tazas de harina de almendras

•2 cucharadas de semillas de sésamo

Indicaciones:

1.Precalentar el horno a 350F.

2. Usando un tazón, batir las claras de huevo, mantequilla, sal y pimienta negra.

3.Revuelva en la harina de almendras y semillas de sésamo.

4.Mueva la masa entre dos piezas de papel de pergamino a un rectángulo.

5.Pelar el papel de pergamino superior y colocar la masa en

una sartén de hoja.

6.Cortar la masa en galletas saladas con un cortador de pizza.

7.Hornear durante 18 a 24 minutos, o hasta que esté dorado,

girando la bandeja a mitad de camino.

8.Servir.

Nutrición: Calorías: 299 Grasa: 28g Carbohidratos: 4g

Proteína: 8g

Pan "blanco"

Tiempo de preparación: 13 minutos

Tiempo de cocción: 50 minutos

Porciones: 10

ingredientes

•Spray de aceite de aguacate

•1/2 cucharadita de levadura instantánea

•1 cucharada de agua tibia

•6 huevos grandes

•1/2 cucharadita de crema de sarro

•6 onzas de queso crema, suavizado ligeramente

•2 cucharadas de crema batidora pesada

•1 cucharadita de vinagre de sidra de manzana

•5 gotas de stevia líquida

•1/2 taza de proteína de suero en polvo sin sabor

•1/2 cucharada de polvo de cáscara de psyllium

•1/4 cucharadita de sal

•1/4 cucharadita de bicarbonato de sodio

Indicaciones:

1.Precalentar el horno.

2.Adjuntar la levadura y el agua tibia y remover para combinar. Apartar hasta que esté espumoso, unos 5-10 minutos.

3.Fijar la crema de sarro al bol con las claras de huevo.

4.Conecte el queso crema, la crema, el vinagre, la stevia líquida y la mezcla de levadura espumosa al tazón con las yemas de huevo.

5.Verter las claras de huevo en la mezcla de yema de huevo un poco a la vez, teniendo cuidado de no desinflar las claras

6.Enfriar completamente antes de cortar.

Nutrición: Calories 321 Grasa Total 10 g Proteína 12 g Fibra 2 g Carbohidratos 3 g

Receta de Keto Baguette

Preparation Time: 10 Minutos

Cooking Time: 45 Minutos

Porciones: 3

ingredientes:

•1/3 taza de flour de almendra

•1/4 cup psyllium husk powder

•1/3 cup coconut flour

•1/2 cucharadita baking soda

•1 cucharadita salt

•1 cucharadita de goma xanthan

•Ingredientes secos:

•3 huevo whites

•1 huevo whole

•1/4 cup low-fat mantequilla-leche

•2 cucharadas Apple Cider Vinegar

•1/3 cup lukewarm agua

Indicaciones::

1.Precalentar the oven a 360 °F. Mix all of the dry ingredients together into a bowl.

2.In un tazón different, mezclar el suero de mantequilla, huevo whites and huevos together con un electric beater.

3.Añadir el huevo mixture a the dry ingredients and mezclar well usando the same mixer hasta que la masa is relatively grueso. Añadir vinegar y lukewarm water and proceso hasta bien combined.

4.Using a spoon, scoop hacia fuera secciones y hacer un long baguette looking roll. You should be able to join together the different sections with your fingers.

5.Pl ace in the oven and cocinar durante 10 minutos, then reducir el calor to 320°F and cook para another 30-40 mins. Cortar y serve con aceite de oliva y balsámico!

Nutrición: Calories 197 Grasa Total 10g Proteína 14g Fibra 3g Carbohidratos 5g

Pan de arándanos Keto

Tiempo de preparación: 10 minutos

Tiempo de cocción: 50 minutos

Porciones: 8

ingredientes:

• 5 huevos medianos

• 2 tazas de harina de almendras

• 2 cucharadas de harina de coco

• 1/2 taza de arándanos

• 1 1/2 cucharadita de polvo para hornear

• 3 cucharadas de crema batidora pesada

• 1/2 taza de eritritol

• 3 cucharadas de mantequilla ablandada

• 1 cucharadita de extracto de vainilla

Indicaciones:

1. Batir los huevos con extracto de vainilla y edulcorante en un

tazón grande usando una batidora de mano.

2.Una vez que esté espumoso, añadir la crema batidora y mezclar bien.

3. Por separado, mezcle los ingredientes secos y húmedos en dos tazones y luego batirlos juntos.

4.Añadir la mantequilla y batir bien y luego doblar en las bayas.

5.Cortar y servir.

Nutrición: Calorías 201 Grasa 12.2 g Sodio 276 mg Carbohidratos 4.3 g Fibra 0.9 g Azúcar 1.4 g

Bagels

Tiempo de preparación: 5 minutos

Tiempo de cocción: 1 hora

Porciones: 8

ingredientes

- 1 cucharadita de levadura instantánea

- 1 cucharadita de azúcar de coco

- 2 cucharadas de agua tibia

- 1/2 cucharadita de gelatina de ternera

- 2 cucharadas de agua hirviendo

- 1 taza de harina de almendras

- 11/2 cucharaditas de polvo de cáscara de psyllium

- 2 cucharaditas de polvo para hornear

- 11/2 tazas de queso mozzarella descremado de baja

humedad y descremado

- Queso de 1 onza

- 1 huevo grande

• Aceite de aguacate

• 1 huevo grande, ligeramente batido con 1 cucharada de agua, para el lavado de huevos

• 1 cucharada de todo condimento bagel

Indicaciones:

1.Precalentar el horno a 400F.

2.In un tazón pequeño, agregue la levadura, el azúcar de coco y el agua tibia y revuelva. Apartar hasta que esté espumoso, unos 5-10 minutos.

3.Combinar juntos la gelatina de carne de res y el agua hirviendo.

4.Verter juntos la harina de almendras, polvo de cáscara de psyllium, y polvo de hornear y dejar a un lado.

5.Adjuntar la mozzarella y el queso crema

6.Revuelva la mezcla de levadura y disuelva la gelatina en el queso derretido hasta que se combine, luego revuelva el huevo batido.

7.Hornear hasta que esté dorado en la parte inferior, unos 12-14 minutos.

Nutrición: Calories 123 Grasa Total 12 g Proteína 9 g Fibra 4 g Carbohidratos 2.3 g

Keto Bread Twists

Tiempo de preparación: 10 minutos

Tiempo de cocción: 20 minutos

Porciones: 10

Ingredients:

• 1/2 cup almond flour

• 4 cucharadas de harina de coconut

• 1/2 cucharadita salt

• 1 cucharadita de polvo baking

• 1 1/2 cups triturado cheese, preferiblemente mozzarella

• 2/3 oz. mantequilla

• 1 egg

• 2 oz. green pesto

• 1 egg, for brushing the top of the bread twists

Indicaciones:

1. Precalentar the oven to 350°F.

2. Mezclar all los ingredientes dry en un bol.

3.Melt the butter and the cheese together on low heat. Revuelva con un tenedor de madera hasta que the rebozado es smooth. Crack the egg y stir bien.

4.Añadir el dry ingredients y mezclar together into una masa firme.

5.Place the dough between two sheets of pergamino paper. Utilice un rolling pin and make a rectangle, aproximadamente 1/5 inch de espesor.

6.Remove the upper piece of parchment paper. Spread pesto on top y cut into tiras de 1 pulgada. Twist ellos and place on a baking hoja lined con pergamino paper. Pincel torce con the whisked egg.

7.Hornear en el horno for 15-20 minutes hasta que sean golden brown.

Nutrición: Calorías 204 Fat: 18g Protein: 7g Carbohidratos 3g Fibra Dietética 2g

Muffins ingleses

Tiempo de preparación: 12 minutos

Tiempo de cocción: 50 minutos

Porciones: 5

ingredientes

•1 cucharada de mantequilla sin sal, a temperatura ambiente

•2 huevos grandes

•4 cucharadas mitad y mitad

•3 gotas de stevia líquida

•6 cucharadas de harina de almendras

•4 cucharadas de linaza dorada molida

•1 cucharadita de levadura en polvo

•1/8 cucharadita de sal

Indicaciones:

1.Precalentar el horno a 350F. Untar la mantequilla en el

interior de cuatro (1 taza) ramekins seguros para el horno.

Corte cuatro pedazos de papel de pergamino para que quepan

dentro de la parte inferior de cada ramekin, y coloque cada círculo de papel de pergamino dentro.

2.In un tazón mediano, batir juntos los huevos, mitad y mitad, y la stevia líquida.

3.In un tazón pequeño, batir juntos la harina de almendras, la linaza, el polvo de hornear y la sal.

4.Revuelva los ingredientes secos en el húmedo.

5.Hornear unos 20-22 minutos.

6.To quitar los muffins, ejecutar un cuchillo de corte a lo largo de la parte exterior de cada uno.

7.To servir, cortar cada Muffin inglés por la mitad y brindar si lo desea.

Nutrición: Calories 143 Grasa Total 9 g Proteína 10 g Fibra 1 g Carbohidratos 3 g

Keto Esponjoso Pan de nubes

Tiempo de preparación: 25 minutos

Tiempo de cocción: 25 minutos

Porciones: 3

ingredientes:

• sal de pellizcar

• 1/2 cucharada de polvo de cáscara de psyllium molida

• 1/2 cucharada de levadura en polvo

• 1/4 cucharadita de crema de tarter

• huevos separados

• 1/2 taza, queso crema

Indicaciones:

1. Precaliente el horno a 300F y forme una bandeja de hornear con papel de pergamino.

2. Batir claras de huevo con un bol.

3.Mezclar las yemas de huevo con queso crema, sal, crema de sarro, polvo de cáscara de psyllium y polvo de hornear en un tazón.

4.Doblar en las claras de huevo con cuidado y transferir a la bandeja de hornear.

5.Colocar en el horno y hornear durante 25 minutos.

6.Retirar del horno y servir.

Nutrición: Calorías: 185 Grasa: 16.4g Carbohidratos: 3.9g Proteína: 6.6

Pan sándwich

Tiempo de preparación: 30 minutos

Tiempo de cocción: 45 minutos

Porciones: 20

ingredientes

• Spray de aceite de aguacate

• 2 tazas de harina de almendras

• 3/4 taza de harina de coco

• 2 cucharadas de polvo de cáscara de psyllium

• 1 cucharadita de sal

• 2 cucharaditas de polvo para hornear

• 2 cucharaditas de levadura instantánea

• 2 cucharadas de agua tibia

• 2 cucharaditas de azúcar de coco

• 1 cucharada de gelatina de ternera

• 3 cucharadas más 3/4 tazas de agua hirviendo, divididas

• 1 taza de claras de huevo

• 2 cucharadas de vinagre de sidra de manzana orgánico

• 5 gotas de stevia líquida

• 6 cucharadas de ghee, derretido y enfriado ligeramente

• 1 cucharadita de semillas de sésamo

Indicaciones:

1. Precalentar el horno a 350F. Forme el interior de una sartén de 9 " × 5 " con papel de pergamino y rocíe ligeramente el interior con aceite de aguacate.

2. Combine la harina de almendras, la harina de coco, el polvo de cáscara de psyllium, la sal y el polvo de hornear.

3. Combine la levadura, el agua tibia y el azúcar de coco y déjelo reposar 10 minutos hasta que esté espumoso.

4. Batir juntos la gelatina de ternera y 3 cucharadas hirviendo de agua hasta que se disuelva por completo.

5. In un tazón mediano, revuelva la levadura disuelta, la gelatina disuelta, las claras de huevo, el vinagre, la stevia líquida y el ghee derretido.

6. Batir la masa en la sartén preparada y alisar la parte superior

7.Hornear unos 75-90 minutos, cubriendo la parte superior con papel de aluminio para evitar el exceso de cocción si es necesario.

8.Déjalo enfriar antes de cortarlo.

Nutrición: Calories 197 Grasa Total 10g Proteína 14g Fibra 3g Carbohidratos 5g

Galletas Básicas

Tiempo de preparación: 5 minutos

Tiempo de cocción: 1 hora

Porciones: 8

ingredientes

•1 taza de harina de almendras

•1 cucharadita de levadura en polvo

•1/4 cucharadita de sal

•1/8 cucharadita de pimienta negra

•2 cucharadas de mantequilla refrigerada sin sal, en dados

•2 cucharadas de crema batidora pesada

•1 huevo grande

•1/2 taza de queso Cheddar

Indicaciones:

1.Precalentar el horno a 350F.

2.Combinar juntos la harina de almendras, polvo de hornear, sal, y pimienta negra.

3.Verter juntos la crema y el huevo, e incorporar

gradualmente que en la mezcla de harina de almendras.

Revuelva en el Cheddar hasta que se incorpore a la masa.

4.Hornear hasta que esté dorado en la parte inferior, unos 20

minutos.

5.Servir caliente.

Nutrición: Calories 298 Grasa total 12 g Proteína 11 g Fibra 3 g

Carbohidratos 3.3 g

KETO PASTA

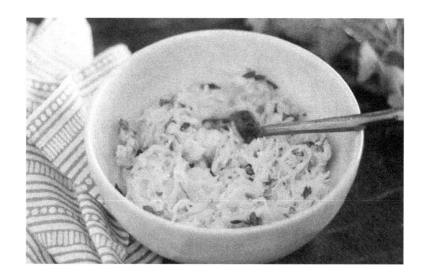

Fideos keto de aguacate de tofu

Tiempo de preparación: 15 minutos

Tiempo de cocción: 30 minutos

Porciones: 4

ingredientes:

•2 cucharadas de mantequilla

•1 lb. de tofu

•Sal y pimienta negra al gusto

•8 pimientos rojos y amarillos grandes, Blade A, fideos

recortados

•1 cucharadita de ajo en polvo

•2 aguacates medianos, picados, pelados y triturados

•2 cucharadas de pecana picada para cobertura

Indicaciones:

1.Derretir la mantequilla en una sartén grande y cocinar el

tofu hasta que esté marrón, 5 minutos. Sazonar con sal y

pimienta negra.

2.Fusionar los pimientos, el ajo en polvo y cocinar hasta que los pimientos estén ligeramente tiernos, 2 minutos.

3.Mezclar en el puré de aguacates, ajustar el sabor con sal y pimienta negra y cocinar durante 1 minuto.

4. Plato de la comida en los platos de servir, dedorar con las nueces y servir caliente.

Nutrición: Calorías: 209 Grasa total: 15.2g Grasa saturada: 7.3g Carbohidratos: 5g Fibra: 1g, Azúcar: 2g, Proteína: 13g

Lemongrass Tempeh con calabaza de espagueti

Tiempo de preparación: 5 minutos

Tiempo de cocción: 1 hora + 45 minutos de tiempo de marinado

Porciones: 4

ingredientes:

- Para el tempeh lemongrass:
- 2 cucharadas de hierba de limón picada
- 2 cucharadas de pasta de jengibre fresco
- 2 cucharadas de jarabe de arce sin azúcar
- 2 cucharadas de aminoácidos de coco
- 1 cucharada. Sal del Himalaya
- 4 tempeh
- 2 cucharadas de aceite de aguacate
- Para los fideos de calabaza:
- Calabazas de espagueti de 3 lb., reducidas a la mitad y desseadas

- 1 cucharada de aceite de oliva

- Sal y pimienta negra al gusto

- Para las espinacas al vapor:

- 1 cucharada de aceite de aguacate

- 1 cucharadita de pasta de jengibre fresco

- 1 lb. espinacas bebé

- Para la salsa de cacahuete-coco:

- 1/2 taza de leche de coco

- 1/4 taza de mantequilla de almendras orgánica

Indicaciones:

1. Para el tempeh lemongrass:

2. In un tazón mediano, mezcle el lemongrass, la pasta de jengibre, el jarabe de arce, los aminoácidos de coco y la sal del Himalaya. Coloque el tempeh en el líquido y recubrir bien. Dejar marinar durante 45 minutos.

3. Después, calentar el aceite de aguacate en una sartén grande, retirar el tempeh del adobo y cocer en el aceite por ambos lados hasta que esté dorado y cocido, de 10 a 15 minutos

4.Para la calabaza de espagueti:

5.Precalentar el horno.

6.Coloque las calabazas de espagueti en una hoja de hornear, cepille con el aceite de oliva y sazonar con sal y pimienta negra. Hornear en el horno durante 20 a 25 minutos o hasta que esté tierno.

7. Cuando esté listo, retire la calabaza y triza con dos horquillas en hebras similares a espaguetis. Mantener caliente en el horno.

8.Para las espinacas:

9.In otra sartén, calentar el aceite de aguacate y saltear el jengibre hasta que esté fragante. Añadir las espinacas y cocinar para marchitarse mientras se agita para que se recubra bien en el jengibre, 2 minutos. Apague el calor.

10.Para la salsa de almendras y coco:

11.In un bol mediano, batir rápidamente la leche de coco con la mantequilla de almendras hasta que esté bien combinada.

12.To sirven:

13.Desenvolver y dividir el tempeh en cuatro tazones, añadir la calabaza de espagueti a un lado, a continuación, las espinacas y rociar la salsa de almendras en la parte superior.

14.Servir inmediatamente.

Nutrición: Calorías: 457, Grasa Total: 37g Grasa Saturada: 8.1g Carbohidratos Totales: 1.7g Fibra: 5g, Azúcar: 4g, Proteína: 22g

Seta Alfredo Zoodles

Tiempo de preparación: 23 minutos

Tiempo de cocción: 30 minutos

Porciones: 4

ingredientes:

• 4 cucharadas de mantequilla

• 4 setas, cortadas en cubos de 1 pulgada

• Sal y pimienta negra al gusto

• 4 nabos grandes, pelados y fideos Blade C recortados

• 3 dientes de ajo picados

• 3/4 taza de crema de coco

• 1 taza de queso parmesano rallado

• 2 cucharadas de perejil fresco picado

Indicaciones:

1. Disolver la mantequilla con sal, pimienta negra.

2. Disolver la mantequilla restante y saltear los nabos hasta que se ablanden, 6 minutos.

3.Fijar el ajo a la sartén y cocinar hasta que esté fragante, 1 minuto.

4.Reducir el calor a bajo y remover en la crema de coco y queso parmesano hasta que se derrita. Sazonar con sal, pimienta negra.

5.Revuelva en el hongo y plato la comida en platos de servicio.

6.Dedorar con el perejil y servir caliente.

Nutrición: Calorías: 127, Grasa Total: 12.7g, Carbohidratos: 1g, Fibra: 0g, Azúcar: 0g, Proteína: 3g

Cremoso tofu toscano Linguine

Tiempo de preparación: 12 minutos

Tiempo de cocción: 35 minutos

Porciones: 4

ingredientes:

• Para el linguine keto:

• 1 taza de queso mozzarella rallado

• 1 yema de huevo

• Para el cremoso tofu toscano:

• 2 cucharadas de aceite de oliva

• 4 tofu

• 1 cebolla blanca mediana, picada

• 1 taza de tomates en aceite,

• 1 pimiento rojo, dessegado y picado

• 5 dientes de ajo picados

• 1 cucharadita de orégano seco

• Caldo de verduras de 3/4 taza

• 1 1/2 taza de crema de coco

•3/4 taza de queso parmesano rallado

•1 taza de col rizada para bebés, picada

•Sal y pimienta negra al gusto

Indicaciones:

1.Para el linguine keto:

2.Vierta el queso en un recipiente de microondas medio seguro y derrita en el microondas durante 35 minutos o hasta que se derrita.

3.Saque el recipiente y deje enfriar durante 1 minuto solo para calentar el queso, pero no enfríe por completo. Mezclar en la yema de huevo hasta que esté bien combinado.

4.Establecer un papel de pergamino en una superficie plana, verter la mezcla de queso en la parte superior y cubrir con otro papel de pergamino.

1. Cuando esté listo para cocinar, llevar 2 tazas de agua a ebullición en cacerola mediana y añadir el linguine keto. Cocine y luego escurra a través de un colador. Correr agua fría sobre la pasta y reservar para enfriar.

5.Para el tofu toscano cremoso:

6.Calentar el aceite de oliva en sartén, sazonar el tofu con sal, pimienta negra, y cocinar en el aceite hasta que se dore por fuera y se cocine dentro de, 7 a 8 minutos. Transferir el tofu a un plato y cortar en 4 rodajas cada uno. reservar.

7.Añadir la cebolla, los tomates sundried, el pimiento a la sartén y saltear hasta que se ablande, 5 minutos. Mezclar en el ajo, orégano y cocinar hasta que esté fragante, 1 minuto.

8.Deglaze la sartén con el caldo de verduras y mezclar en la crema de coco. Cocer a fuego lento durante 2 minutos y remover en el queso parmesano hasta que se derrita, 2 minutos.

9.Una vez que el queso se derrite, revuelva la col rizada para marchitarse y ajuste el sabor con sal y pimienta negra.

10.Mezclar en el linguine y el tofu hasta que esté bien recubierto en la salsa.

11.Plato de la comida y servir caliente.

Nutrición: Calorías: 127, Grasa Total: 12.7g, Grasa Saturada: 4.6g, Carbohidratos: 1g, Fibra: 0g, Azúcar: 0g, Proteína: 3g,

Pasta de trigo integral bacon

Tiempo de preparación: 5 minutos

Tiempo de cocción: 15 minutos

Porciones: 4

ingredientes

• 3 tiras de tocino, preferiblemente de corte grueso

• Pasta de trigo integral de 1/2 libra

• 2 tazas de agua o caldo

• 2 dientes de ajo picados

• 1/3 taza de queso azul desmenuzado

• 1/4 taza de tomates secados al sol picados

• 2 cucharadas de leche

• Nueces y perejil (opcional, para descalificación)

Indicaciones

1.To una sartén grande o cacerola, añadir el tocino y cocinar a fuego medio-alto hasta que esté crujiente. Apartar la mitad del tocino cocido, escurrir en toallas de papel y desmenuzarse.

2.Romper el tocino restante en trozos; remover en la pasta, agua, ajo o caldo, y tomates.

3.Cubrir y hervir la mezcla.

4.Deje que la mezcla se cocine a fuego lento durante 7-8 minutos, hasta que la pasta se cocine a su satisfacción.

5.Take la mezcla de pasta del fuego y mezclar en la leche y el queso. Combinar hasta que el queso se derrita.

6.Top con el tocino reservado, las nueces y el perejil y servir caliente.

Nutrición: Calorías 504 Grasa 9 g Carbohidratos 4 g Proteína 22 g Sodio 274 mg

Penne Alla Vodka

Tiempo de preparación: 5 minutos

Tiempo de cocción: 35 minutos

Tamaño de la porción: 4

ingredientes:

• 1/2 taza de crema pesada

• 1/2 taza (recién rallado) parmesano

• 3 cucharadas de mantequilla

• Sal kosher

• 1 lb. de pasta entubada

• 1 chalote (picado)

• 1/2 cucharadita (triturada) de pimiento rojo escamas

• 2 cucharadas de vodka

• 2 dientes de ajo (picados)

• 1/2 taza de pasta de tomate

• Albahaca, para servir

Indicaciones:

1.Derretir la mantequilla en una cacerola grande a fuego medio.

2.Incluir el chalote y el ajo y cocer a fuego lento, agitando constantemente, durante cuatro a cinco minutos, hasta que esté tierno.

3.Incluir la salsa de tomate y pimiento rojo y cocer a fuego lento durante cinco minutos, removiendo con frecuencia, hasta que la pasta se llene de chalotas y clavos y comience a oscurecerse.

4.Añadir vodka al bol y remover para mezclarlo, retirando del fondo del recipiente algunos trozos dorados. Apague el calor.

5.Llevar a ebullición la olla grande de agua salada y preparar la pasta hasta que esté al dente. Antes de escurrir, guarde dos tazas de salsa de pasta.

6.Devolver la salsa a calentar y añadir 1/4 taza de crema pesada y pasta líquida, removiendo hasta que se mezcle.

7.Insertar la mitad del queso parmesano y mezclar hasta que se haya disuelto. Apague el fuego y agregue la pasta cocida.

8.Si la salsa aparece seca, añadir el queso parmesano sobrante e incluir más agua de pasta (alrededor de una cucharada en el momento).

9.Si es necesario, espolvorear sal. Con más parmesano y hojas de albahaca trituradas, servir caliente.

Nutrición: Calorías 336 Grasa 17g, Proteína 38g, Sodio 692mg, Carbohidratos Totales 3g, Fibra 3g

Seitán chino y fideos de apio

Tiempo de preparación: 10 minutos

Tiempo de cocción: 1 hora 18 minutos

Porciones: 4

ingredientes:

• 3 cucharadas de jarabe de arce sin azúcar

• 3 cucharadas de aminoácidos de coco

• 1 cucharada de pasta de jengibre fresco

• 1/4 cucharadita. Polvo chino de cinco especias

• Sal y pimienta negra al gusto

• 1 lb. seitán, cortado en cubos de 1 pulgada

• 2 cucharadas de mantequilla

• 4 apio mediano grande, pelado y fideos Blade B recortados

• 1 cucharada de aceite de sésamo

• 4 cabezas baby bok choy, hojas separadas

• 2 cebollas verdes, picadas para decorar

• 2 cucharadas de semillas de sésamo para desprendación

Indicaciones:

1.Precalentar el horno.

2.In un tazón grande, mezcle el jarabe de arce, los aminoácidos de coco, la pasta de jengibre, el polvo chino de cinco especias, la sal y la pimienta negra. Cuchara 3 cucharadas de la mezcla en un bol pequeño y reservar para la cobertura. Mezcle los cubos de seitán en el adobo restante y reserve para marinar durante 25 minutos.

3.Mientras tanto, disolver la mantequilla en una sartén mediana y saltear el apionabo hasta que se ablande, de 5 a 7 minutos o hasta que esté tierno. Apague el calor y reserve.

4. Cuando termine el adobo, retire el seitán del adobo en la hoja de hornear y cocine en el horno durante 40 minutos o hasta que se cocine.

5.Cuando el seitán esté casi listo, calentar el aceite de sésamo en una sartén grande y saltear la pasta de bok choy y calabacín hasta que esté ligeramente marchita y tierna, de 2 a 3 minutos.

6.Drizzle el adobo reservado en la parte superior y servir caliente.

Nutrición: Calorías: 702, Grasa total: 54.9g, Carbohidratos totales: 5g, Fibra: 1g, Azúcar: 4g, Proteína: 47g

Pasta cheddar picante de una olla

Tiempo de preparación: 35 minutos

Tiempo de cocción: 50 minutos

Porciones: 4

ingredientes:

• Para el shirataki fettuccine:

• 2 (8 oz.) paquetes shirataki fettuccine

• Para la pasta cheddar picante:

• 4 tempeh

• 1 cebolla amarilla mediana, picada

• 3 dientes de ajo picados

• 1 cucharadita. Condimento italiano

• 1/2 cucharadita de ajo en polvo

• 1/4 cucharadita de escamas de chile rojo

• 1/4 cucharadita de pimienta de Cayena

• 1 taza de salsa marinara sin azúcar

• 1 taza de queso mozzarella rallado

• 1/2 taza de queso cheddar rallado

•Sal y pimienta negra al gusto

•2 cucharadas de perejil picado

Indicaciones:

1.Para el shirataki fettuccine:

2.Hervir el agua.

3.Colar la pasta shirataki a través de un colador y enjuagar muy bien con agua corriente caliente.

4.Permitir el drenaje adecuado y verter la pasta shirataki en el agua hirviendo. Cocine durante 3 minutos y vuelva a colar.

5.Coloque una sartén seca a fuego medio y salte la pasta shirataki hasta que esté visiblemente seca, y haga un sonido chirrido cuando se revuelva, de 1 a 2 minutos. Quitar el calor y dejar a un lado.

6.Para la pasta cheddar picante:

7.Calentar la aceituna, sazonar el tempeh con sal, pimienta negra, y cocinar en el aceite hasta que se doren dorado en ambos lados y se cocine dentro de, 10 minutos. Transferir a una placa, cortar en cubos y reservar.

8.Fijar la cebolla y el ajo a la sartén y cocinar, 3 minutos.

Sazonar con el condimento italiano, polvo de ajo, escamas de

chile rojo y pimienta de Cayena. Cocine durante 1 minuto.

9.Revuelva en la salsa marinara, cubra la olla y cocine a fuego

lento durante 5 minutos. Abre la tapa y ajusta el sabor con sal

y pimienta negra.

10.Remover hasta que el queso se derrita.

11.Plato de la comida en los platos de servir y dedorar con el

perejil.

12.Servir caliente.

Nutrición: Calorías: 208, Grasa total: 20g Carbohidratos: 1g,

Fibra: 0g, Azúcar: 1g, Proteína: 7g,

Tomate Cordero Gemelli

Tiempo de preparación: 5 minutos

Tiempo de cocción: 35–40 minutos

Porciones: 6

ingredientes

•1 cucharada de aceite de oliva

•1 cebolla mediana, picada

•2 dientes de ajo picados

•15 onzas de cordero molido

•3 cucharadas de pasta de tomate

•1 cucharadita de sal

•1/4 cucharadita de escamas de chile rojo

•1 cucharada de romero fresco, picado

•3 tazas de tomates, en dados

•2 tazas de caldo de ternera o pollo sin asalar

•31/2 tazas de gemelos u otra pasta pequeña

Indicaciones

1.Añadir el aceite a una olla grande y calentarlo a fuego medio.

2.Añadir las cebollas y el ajo y saltear mientras se revuelve hasta que se ablanden, unos 3-4 minutos.

3.Aumentar el calor y mezclar en el cordero. Romperlo en trozos pequeños. Remover-cocinar hasta que se dore ligeramente, unos 5-7 minutos.

4.Mezclar en la pasta de tomate, romero, sal y escamas de pimienta; saltear-cocinar durante 2 minutos. Remover en el caldo y tomates; dejar que la mezcla hierva gradualmente.

5.Gire hacia abajo el calor a bajo. Deje que la mezcla se cuece a fuego lento durante 14-15 minutos.

6.Mezclar en la pasta y hervir la mezcla.

7.Deje que la mezcla se cocine a fuego lento durante 10 minutos, hasta que la pasta se cocine a su satisfacción.

8.Servir caliente.

Nutrición: Calorías 383 Grasa 14 g Carbohidratos 4.2 g Proteína 21 g Sodio 486 mg

Pasta de trigo integral de cordero de espinacas

Tiempo de preparación: 5 minutos

Tiempo de cocción: 25–30 minutos

Porciones: 5

ingredientes

• 6 tazas de espinacas picadas

• Fideos de codo de trigo integral de 1/2 libra

• Cordero molido de 1 libra

• 1 (14 onzas) lata de tomates en dados sin tor,

• 1 cebolla mediana, picada

• 4 dientes de ajo, finamente cortados en rodajas

• 2 cucharadas de pasta de tahini

• 1 cucharadita de orégano seco

• 1 cucharadita de comino molido

• 3/4 cucharadita de sal

• 1 cuarto de galón de agua

• 2 cucharadas de queso feta desmenuzado

Indicaciones

1.To una olla grande, agregue el cordero, la pasta, el tahini, las espinacas, la cebolla, los tomates, el ajo, el comino, el orégano y la sal.

2.Revuelva en el agua y caliente a fuego medio-alto.

3.Deje que la mezcla de pasta hierva gradualmente.

4.Cocine la mezcla, removiendo periódicamente, hasta que la pasta se cocine a su satisfacción, unos 10-12 minutos.

5.Take la mezcla de pasta del fuego.

6.Top con el queso feta y servir caliente.

Nutrición: Calorías 400 Grasa 16 g Carbohidratos 4.2 g Proteína 24 g Sodio 444 mg

PAJA KETO

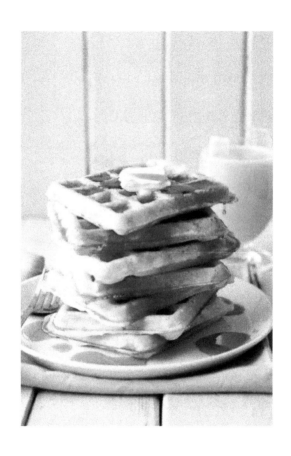

Chaffle carnívoro

Tiempo de preparación: 5 minutos

Tiempo de cocción: 15 minutos

Porciones: 2

ingredientes

• Cortezas de cerdo molidas (.5 taza)

• Queso cheddar rallado (.33 taza)

• Huevo (1 ligeramente batido)

• Sal (1 pellizco)

Indicaciones:

1. Warm una plancha mini-gofre y spritz con un spritz de aceite de cocina.

2. Batir el queso, el huevo, la sal y las cortezas en un recipiente de mezcla.

3. Volcar la masa en el fabricante de gofres en dos lotes para cocinar durante cinco minutos. Servir y desmbargar como se desee.

Nutrición: Carbohidratos: 0.8 gramos Calorías: 275 Proteína:

23.6 gramos Grasas: 20.2 gramos

Jalapón Tocino Chaffle

Tiempo de preparación: 5 minutos

Tiempo de cocción: 30 minutos

Porciones: 2

ingredientes

• Huevos (4)

• Queso Cheddar - rallado (2 tazas)

• Cebolleta recién picada (1 cucharada + más para la guarnición)

• Queso crema suavizado (.5 taza)

• Dientes de ajo (.5 cucharaditas)

• Cebolleta (1)

• Tocino - picado y cocido (.5 taza)

• Jalapeños frescos - sembrados (2)

• Cebolleta (mitad de 1 - para guarnición)

Indicaciones:

1. Caliente y engrase ligeramente el fabricante de gofres.

2. Picar el ajo, la cebolleta, la cebolleta y los jalapeños.

3.Toss todas las fijaciones en un tazón de mezcla y batir para combinar.

4. Cucharear uniformemente la mezcla sobre la placa inferior, extendiéndola ligeramente para obtener un resultado uniforme.

5.Cierre la plancha de gofres y cocine durante unos seis minutos, dependiendo de su fabricante de gofres.

6.Mezclar el queso crema, el ajo y las cebollas de primavera en un bol y batir bien para combinar. Añadir la mayor parte del tocino, conservando un poco para la guarnición, y remover bien.

7. Levante suavemente la tapa cuando crea que han terminado.

8.Top con una cucharada grande de queso crema, jalapeño en rodajas, la cebolleta picada restante y tocino.

Nutrición: Carbohidratos: 4 gramos Calorías: 399 Proteína: 21 gramos Grasas: 33 gramos

Paja dulce básica

Tiempo de preparación: 5 minutos

Tiempo de cocción: 15 minutos

Porciones: 2

ingredientes

•Huevo (1)

•Queso mozzarella rallado (.5 taza)

•Edulcorante marrón desviado (2 cucharadas)

•Canela (.5 cucharaditas)

Indicaciones:

1.Precalentar el mini gofre de hierro.

2.Whip los huevos con un tenedor y añadir en el queso.

3.Verter la mitad de la mezcla en el fabricante de gofres y

cocinarlo hasta que esté dorado (4 min.).

4.In otro tazón de mezcla, batir la canela y Swerve Brown

Sweetener.

5.Una vez hecha la paja, cortarla en rodajas mientras todavía esté caliente y añadirla a la mezcla de canela. ¡Se empapa más de la mezcla cuando todavía está caliente!

6.Servirlo tubería caliente.

Nutrricióna: Carbohidratos: 2.9 Calorías: 76 Proteína: 5.5 gramos Grasas: 4.3 gramos

Keto Sandwich Chaffle

Tiempo de preparación: 5 minutos

Tiempo de cocción: 30 minutos

Porciones: 2

ingredientes

• Huevos (2 grandes)

• Harina de almendras escaldada superfina (.25 taza)

• Polvo de ajo (.5 cucharaditas)

• Polvo de hornear (.75 cucharaditas)

• Queso rallado (1 taza)

• Su carne de delicatesse libre de nitratos favorita, pavo,

jamón, pollo (3 rebanadas)

• Tocino cocido (2 rebanadas)

• Tomates (2 rodajas)

• Queso Cheddar (1 rebanada)

• Ensalada de pollo keto-friendly (.25 taza)

• Ensalada de atún keto-friendly (.25 taza)

•También es necesario: Dash Mini-Waffle Maker/Belgian Waffle Maker

Indicaciones:

1.Set el gofres en el ajuste alto para calentar y spritz con un aerosol de aceite de cocina.

2. Batir los huevos, la harina, el polvo de ajo y el polvo de hornear, mezclando el último queso.

3.Verter 1/4 taza de masa en el fabricante de gofres y cerrar la tapa.

4.Nota: Si está utilizando un fabricante de gofres belga, vierta la mitad de la masa en el medio de la plancha y cierre la tapa. Cocine hasta que esté crujiente, voltéelo y continúe cocinando hasta que esté dorado.

5.Termine la masa usando el mismo proceso.

6.Servir usando sus rellenos de sándwich favoritos.

Nutrición: Carbohidratos: 3 gramos Calorías: 202 Proteína: 14 gramos Grasas: 15 gramos

Queso Crema Mini Chaffles

Tiempo de preparación: 5 minutos

Tiempo de cocción: 15 minutos

Porciones: 2

ingredientes

• Harina de coco (2 cucharaditas)

• Fruta de monje/Swerve (4 cucharaditas)

• Polvo de hornear (.25 cucharaditas)

• Huevo entero sin chelín (1)

• Queso crema sin chelín (1 oz.)

• Extracto de vainilla (.5 cucharaditas)

Indicaciones:

1. Volcar los huevos fríos en agua tibia durante tres a cinco minutos para eliminar el frío. Coloque el queso crema en un plato seguro para microondas y cocine durante 15 segundos o hasta que se ablande en el microondas.

2. Warm la parrilla mientras esperas.

3.Batir el swerve, polvo de hornear, y la harina. Mezcle el queso crema, el huevo y el extracto de vainilla.

4.Verter la masa en la plancha durante tres a cuatro minutos. Rematar como se desee.

Nutrición: Carbohidratos: 2.4 gramos Proteína: 5 gramos Grasas: 8.3 gramos

Rozaduras de coliflor

Tiempo de preparación: 5 minutos

Tiempo de cocción: 15 minutos

Porciones: 2

ingredientes

• Coliflor arrocera (1 taza)

• Polvo de ajo (.25 cucharaditas)

• Pimienta negra molida (.25 cucharaditas)

• Condimento italiano (.5 cucharaditas)

• Sal (.25 cucharaditas)

• Mozzarella triturada/queso de mezcla mexicano (.5 taza)

• Huevo (1)

• Queso parmesano rallado (.5 taza)

Indicaciones:

1.Lanzar cada una de las fijaciones en una licuadora.

Espolvorear 1/8 taza de parmesano en el hierro del gofre,

cubriendo completamente la base.

2.Rellénarlo con la mezcla de coliflor con una pizca de parmesano en la parte superior.

3.Cocine hasta que esté crujiente o unos cuatro a cinco minutos.

4.Servir ahora o congelarlos para más tarde.

Nutrición: Carbohidratos: 5 gramos Calorías: 246 Proteína: 20 gramos Grasas: 16 gramos

PRINCIPAL, LADO Y VEGETAL

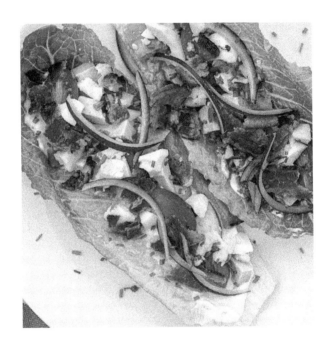

Super Bowl con berenjena y pollo

Tiempo de preparación: 3 minutos

Tiempo de cocción: 8 minutos

Porciones: 4

ingredientes:

• cucharada de aceite de oliva

• puerro picado

• pechugas de pollo en dados

• berenjena machacara, pelada y en rodajas

• 1 cucharadita de pasta de ajo

• 1/2 cucharadita de polvo de cúrcuma

• 1 cucharadita de escamas de pimiento rojo

• 1 taza de caldo, preferiblemente casero

• 1 taza de tomates, puré

• Sal kosher y pimienta negra molida, al gusto

Indicaciones:

1.Presione el botón "Saltear" para calentar su Instant Pot. Luego, calienta el aceite. Cocine los puerros hasta que se ablanden.

2.Ahora, agregue las pechugas de pollo; cocinar durante 3 a 4 minutos o hasta que ya no estén rosados. Luego, agregue los ingredientes restantes; remover para combinar bien.

3.Asegure la tapa. Elija el modo "Aves de corral" y alta presión; cocinar durante 5 minutos. Una vez que se haya completado la cocción, use una liberación de presión natural; retire cuidadosamente la tapa.

4.Divide tu plato entre los cuencos que sirven y sirve caliente. Bon appétit!

Nutrición: 317 Calorías; 20.9g Grasa; 6.4g Carbohidratos Totales; 22.9g Proteína; 3.8g Azúcares

Filete de aceituna de setas mediterráneas

Tiempo de preparación: 10 minutos

Tiempo de cocción: 14 minutos

Porciones: 2

ingredientes:

•1/2 libra de solomillo de ternera deshuesado, 3/4 de

pulgada de espesor, cortado en 4 piezas

•1/2 cebolla roja grande, picada

•1/2 taza de setas

•2 dientes de ajo, finamente cortados en rodajas

•2 cucharadas de aceite de oliva

•1/4 taza de aceitunas verdes, toscamente picadas

•1/2 taza de hojas de perejil, finamente cortadas

Indicaciones:

1.Tome una sartén de gran tamaño y colócalo a fuego medio-

alto.

2.Añadir el aceite y dejar que se caliente. Añadir la carne de res y cocinar hasta que ambos lados se doren, quitar la carne de res y escurrir la grasa. Añadir el resto del aceite a la sartén y calentarla.

3.Añadir cebollas, ajo, y cocinar durante 2-3 minutos. Revuelva bien.

4.Añadir setas aceitunas y cocinar hasta que las setas se hacen a fondo. Devolver la carne de res a la sartén y bajar el calor al medio.

5.Cocinar durante 3-4 minutos (cubierto). Revuelva en perejil.

6.Servir y disfrutar!

Nutrición: Calorías: 386 Grasa,: 30g Carbohidratos: 11g

Proteína: 21g Fibra: 5g Carbohidratos netos: 6g

Pollo ennegreído

Tiempo de preparación: 10 minutos

Tiempo de cocción: 10 minutos

Porciones: 2

ingredientes:

• 1/4 cucharadita de pimentón

• 1/8 cucharadita de sal

• 1/4 cucharadita de pimienta de Cayena

• 1/4 cucharadita de comino molido

• 1/4 cucharadita de tomillo seco

• 1/8 cucharadita de pimienta blanca molida

• 1/8 cucharadita de cebolla en polvo

• pechuga de pollo, deshuesada y sin piel

Indicaciones:

1. Precaliente su horno a 350 grados Fahrenheit. Hoja de horneado de grasa. Tome una sartén de hierro fundido y colótela a fuego alto.

2.Añadir aceite y calentarlo durante 5 minutos hasta que se fume caliente.

3.Tomar un bol pequeño y mezclar sal, pimentón, comino, pimienta blanca, cayena, tomillo, cebolla en polvo. Engrase la pechuga de pollo por ambos lados y cubra la pechuga con la mezcla de especias.

4.Transferir a su sartén caliente y cocinar durante 1 minuto por lado.

5.Transferir a su hoja de hornear preparada y hornear durante 5 minutos.

6.Servir y disfrutar!

Nutrición: Calorías: 136 Grasa,: 3g Carbohidratos: 2g Proteína: 24g Fibra: 1g Carbohidratos netos: 1g

Muffins de huevo de jalapón y queso

Tiempo de preparación: 10 minutos

Tiempo de cocción: 15 minutos

Porciones: 2

ingredientes:

• pimiento jalapón, en dados

• cucharada de cebollas verdes en rodajas

• cucharadas de queso parmesano rallado

• tsp condimento multiusos

• huevos

• Condimentos:

• 1/3 cucharadita de sal

• 1/4 cucharadita de pimienta negra molida

Indicaciones:

1.Encienda el horno, luego colóquelo a 375 grados F y deje que se precaliente.

2. Mientras tanto, tome dos tazas de muffin de silicona, grasa con aceite y llénelos uniformemente con queso, pimienta de jalapán y cebolla verde.

3.Crackear los huevos en un tazón, sazonar con sal, pimienta negra y condimentos multiusos, batir bien, luego verter uniformemente la mezcla en tazas de muffin y hornear durante 15 a 20 minutos o hasta que la parte superior esté ligeramente marrón y los muffins se hayan hinchado.

4.Servir.

Nutrición: 108 Calorías; 7.1 g Grasas; 8,9 g Proteína; 1,8 g Carbohidrato neto; 0,4 g Fibra;

Judías verdes con hierbas

Tiempo de preparación: 5 minutos

Tiempo de cocción: 7 minutos

Porciones: 2

ingredientes:

• Frijoles verdes de 3 onzas

• 2 rebanadas de tocino, en dados

• 3 cucharadas de perejil picado

• 3 cucharadas de cilantro picado

• cucharada de aceite de aguacate

• Condimentos:

• 1/2 cucharadita de ajo en polvo

• 1/4 cucharadita de sal

Indicaciones:

1. Coloque los frijoles verdes en un recipiente a prueba de calor medio, cubra con una envoltura de plástico y luego microondas durante 3 a 4 minutos a fuego alto hasta que esté tierno.

2.Mientras tanto, tomar una sartén mediana, colocarla a fuego medio y cuando esté caliente, añadir el tocino y cocinar durante 3 a 4 minutos hasta que esté crujiente.

3.Sazonar el tocino con sal, espolvorear con ajo en polvo y cocinar durante 30 segundos hasta que esté fragante, retirar la sartén del fuego.

4. Cuando las judías verdes se hayan cocer al vapor, escurrirlas bien, enjuagarlas con agua fría y luego transferirlas a un recipiente.

5.Añadir el tocino y los ingredientes restantes y poner el lan hasta que estén bien mezclados.

6.Servir.

Nutrición: 380 Calorías; 33,7 g de grasas; 15,2 g Proteína; 2,4 g Carbohidrato neto; 1,4 g Fibra;

Paprika 'n Cajun Aros de cebolla sazonados

Tiempo de preparación: 15 minutos

Tiempo de cocción: 25 minutos

Porciones: 6

ingredientes:

• cebolla blanca grande

• huevos grandes, batidos

• 1/2 cucharadita de condimento cajún

• 3/4 taza de harina de almendras

• 1/2 cucharadita de pimentón

• 1/2 tazas de aceite de coco para freír

• 1/4 taza de agua

• Sal y pimienta al gusto

Indicaciones:

1. Precalentar una olla con aceite durante 8 minutos.

2. Pelar la cebolla cortada la parte superior y cortar en círculos.

3.In un recipiente de mezcla, combinar el agua y los huevos.

Sazonar con pimienta y sal.

4.Remojar la cebolla en la mezcla de huevos.

5.In otro tazón, combine la harina de almendras, el polvo de

pimentón, el condimento cajún, la sal y la pimienta.

6.Dragar la cebolla en la mezcla de harina de almendras.

7.Colocar en la olla y cocinar en tandas hasta que estén

doradas, alrededor de 8 minutos por lote.

Nutrición: Calorías: 262 Grasa: 24.1g Carbohidratos: 3.9g

Proteína: 2.8g

Ensalada cálida de estilo chino

Tiempo de preparación: 2 minutos

Tiempo de cocción: 8 minutos

Porciones: 4

ingredientes:

• 2 cucharadas de aceite de sésamo

• cebolla amarilla picada

• cucharadita de ajo, finamente picado

• libra pe-tsai repollo, triturado

• 1/4 tazas de vinagre de vino de arroz

• 1/4 cucharadita de pimienta de Szechuan

• 1/2 cucharadita de sal

• 1 cucharada de salsa de soja

Indicaciones:

1. Presione el botón "Saltear" para calentar su Instant Pot. Luego, calienta el aceite de sésamo. Cocine la cebolla hasta que se ablande.

2. Añadir los ingredientes restantes.

3.Asegure la tapa. Elija el modo "Manual" y alta presión; cocinar durante 3 minutos. Una vez que se haya completado la cocción, use una liberación rápida de presión; retire cuidadosamente la tapa.

4.Transferir la mezcla de repollo a un buen plato de ensalada y servir inmediatamente. ¡disfrutar!

Nutrición: 116 Calorías; 7.7g Grasa; 6.2g Carbohidratos Totales; 2.1g Proteína; 3.3g Azúcares

Tomate cursi y muffins de oliva

Tiempo de preparación: 10 minutos

Tiempo de cocción: 12 minutos

Porciones: 2

ingredientes:

• 4 1/3 cucharada de harina de almendras

• 1/2 cucharada de harina de coco

• 1/3 cucharada de tomate picado

• 1/3 cucharada de aceitunas verdes en rodajas

• 2 cucharadas de crema agria

• Condimentos:

• 1/8 cucharadita de levadura en polvo

• 2/3 cucharadas de aceite de aguacate

• 3 cucharadas de queso parmesano rallado

• 1/2 de huevo

Indicaciones:

1.Encienda el horno, luego colóquelo a 320 grados F y deje que se precaliente.

2. Mientras tanto, tome un tazón mediano, coloque las harinas en él y revuelva en el polvo de hornear hasta que se mezcle.

3.Agregue los huevos junto con crema agria y aceite, batir hasta que se mezclen y luego doblar en queso, tomate y aceitunas hasta que se mezclen.

4.Tome dos tazas de muffin de silicona, agregue la masa preparada en ella uniformemente y luego hornee durante 10 a 12 minutos hasta que esté cocinada pero ligeramente húmeda en el medio.

5. Cuando haya terminado, deje que el muffin se enfríe durante 5 minutos, luego sacarlos y servir.

Nutrición: 256 Calorías; 23,5 g grasas; 8,7 g Proteína; 1 g Carbohidrato neto; 1,8 g Fibra;

Cuñas de calabaza

Tiempo de preparación: 10 minutos

Tiempo de cocción: 10 minutos

Porciones: 4

ingredientes:

• calabaza de mantequilla en libra, cortada en cuñas medianas

• Aceite de oliva para freír

• Una pizca de sal y pimienta negra

• 1/4 cucharadita de bicarbonato de sodio

Indicaciones:

1.Calentar una sartén con aceite de oliva a fuego medio-alto, poner cuñas de calabaza, sazonar con sal, pimienta y el bicarbonato de sodio, cocinar hasta que estén dorados por todos lados, escurrir la grasa, dividir entre platos y luego servir.

Nutrición: Calorías: 202 Grasa: 5 Fibra: 5 Carbohidratos: 7 Proteína: 11

SOPA Y GUISOS

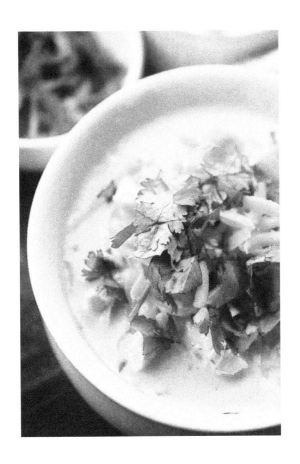

Salsa de limón de ajo asado

Tiempo de preparación: 5 minutos

Tiempo de cocción: 30 minutos

Porciones: 3

ingredientes:

• 3 limones medianos

• 3 dientes de ajo, pelados y rotos

• 5 cucharadas de aceite de oliva, dividido

• 1/2 cucharadita de sal kosher

• Pimienta al gusto

• Sal

• Pimienta

Indicaciones:

1.Traiga el estante en el centro del horno y luego caliente a 400

° F.

2.Cortar los limones por la mitad en sentido transversal y quitar las semillas. Ponga los limones cortados en un pequeño plato de hornear. Añadir el ajo y rociar con 2 cucharadas del aceite.

3.Asar hasta que los limones estén tiernos y ligeramente dorados, unos 30 minutos. Lleven el plato de hornear a un estante de alambre.

4. Una vez que los limones estén lo suficientemente frescos como para manejarlos, exprima el jugo en el plato de hornear. Deseche los trozos de limón y las semillas restantes. Ponga el contenido del plato de hornear, incluido el ajo, en una licuadora o mini procesador de alimentos. Poner las 3 cucharadas restantes de aceite y sal. Proceso hasta que el ajo esté completamente puré, y la salsa se emulsione y espese ligeramente. Servir caliente o a temperatura ambiente.

Nutrición: Calorías: 165 Grasa: 17g Carbohidratos: 4.8g Proteína: 0.6g

Sopa cursi de tomate y albahaca

Tiempo de preparación: 5 minutos

Tiempo de cocción: 15 minutos

Porciones: 12

ingredientes:

• 2 (14 onzas / 397 g) tomates enteros en conserva, en dados

• cucharada de albahaca seca

• cucharadas de aceite de coco

• onzas (113 g) cebollas rojas, finamente cortadas en dados

• cucharadita de orégano seco

• dientes de ajo picados

• 8 onzas (227 g) de queso crema, suavizado

• tazas de caldo de pollo

• onzas (142 g) queso parmesano rallado, y más para

desgranar

• cucharadita de sal

• 1/4 cucharadita de pimienta negra molida

• Albahaca fresca, picada, para decorar

Indicaciones:

1.Engrasar una sartén antiadherente con aceite de coco, y saltear las cebollas, albahaca, orégano y ajo en la sartén durante 4 minutos o hasta que sea aromático.

2.Poner en el queso crema y batir completamente hasta que no se aglutine, a continuación, doblar en el caldo de pollo, y poner en el queso, tomates, sal y pimienta. Revuelva para combinar bien.

3.Cubrir la tapa y llevarlos a fuego lento a fuego medio durante 8 minutos. Transfiera la sopa a una licuadora, luego blitz hasta que se espese.

4. Vierta suavemente la sopa en un tazón de servicio grande y esparcir con queso parmesano y albahaca como guarnición.

Nutrición: calorías: 146 grasa total: 12g carbohidratos netos: 3g fibra: 1g proteína: 6g

Guiso de pollo y coliflor al curry

Tiempo de preparación: 15 minutos

Tiempo de cocción: 4 horas

Raciones: 7

ingredientes:

opounds (680 g) muslos de pollo sin piel, deshuesados,

cortados en trozos del tamaño de una mordida

• libra (454 g) de coliflor, picada en trozos pequeños

•   1/3 taza de aceite de coco

• cucharadas de pasta de ajo de jengibre

• cucharadas de polvo de curry

• Sal y pimienta negra molida, al gusto

• pimiento verde picado

• 14 onzas (397 g) de leche de coco sin azúcar

• 1/4 taza de cilantro fresco, picado

Indicaciones:

1. Caliente la mitad del aceite de coco en una sartén

antiadherente a fuego medio, luego saltee la pasta de jengibre de ajo y el polvo de curry durante 1 minuto o hasta que sea aromático.

2.Poner en los trozos de pollo, y espolvorear con sal y pimienta. saltear durante 10 minutos adicionales o hasta que el pollo esté ligeramente dorado. Retirar de la sartén y apartar en caliente.

3.Calentar otra mitad de aceite de coco en la sartén, luego saltear la coliflor y el pimiento a fuego medio-alto durante 1 a 2 minutos.

4.Luego doblar en la leche de coco y bajar el calor a bajo. Cubrir con tapa y guisar durante 45 minutos.

5.Espolvorear con sal y pimienta, luego poner en el pollo salteado. Transferir el guiso a un plato grande y servir con cilantro encima como guarnición.

Nutrición: calorías: 782 grasa total: 68g carbohidratos netos: 9g fibra: 5g proteína: 33g

postre

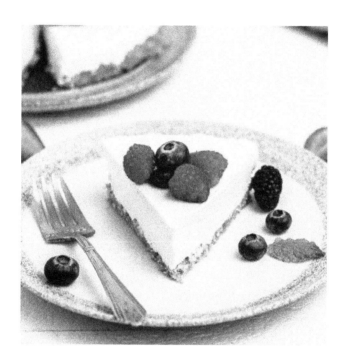

Galletas brownie

Tiempo de preparación: 20 minutos

Tiempo de cocción: 10 minutos

Porciones 11

ingredientes:

• 2 cucharadas de mantequilla de almendras suavizadas

• 1 Huevo grande

• 1 Cucharada de Truvia

• 1/4 Copa de Splenda

• 1/8 cucharadita de melaza de correa negra

• 1 Cucharada de jarabe de fibra de vita

• 1 cucharadita de extracto de vainilla

• 6 Cucharada de virutas de chocolate sin azúcar

• 1 cucharadita de mantequilla de almendras

• 6 cucharadas de harina de almendras

• 1 Cucharada de cacao en polvo

- 1/8 cucharadita de polvo para hornear

- 1/8 Cucharadita de sal

- 1/4 cucharadita de goma xantana

- 1/4 Taza de pecanas picadas

- 1 Cucharada de virutas de chocolate sin azúcar

Indicaciones:

1.In un bol mediano, y con una batidora de mano, mezclar todas juntas dos cucharadas de mantequilla de almendras con el huevo, los edulcorantes, la fibra de vita y la vainilla y combinar durante unos 2 minutos.

2.In un tazón mediano separado, microondas las virutas de chocolate y alrededor de 1 cucharada de la mantequilla de almendras durante unos 30 segundos.

3.Batir el chocolate en la mezcla de huevos y mantequilla y mezclar hasta que obtenga un rebozado suave.

4.Revuelva la harina de almendras restante, el cacao en polvo, el polvo de hornear, la sal, la goma xantana, las nueces picadas y las virutas de chocolate.

5.Coloque la masa en el congelador durante aproximadamente 7 a 8 minutos para reafirmar; luego precaliente su horno a aproximadamente 350 F.

6.Rocíe una hoja de hornear grande con aceite y haga la forma de galletas con sus manos.

7.Coloque las galletas sobre la hoja de hornear y aplane ligeramente cada una de las galletas con la mano o con el reverso de una cuchara engrasada.

8.Bake sus galletas durante aproximadamente 8 a 10 minutos.

9.Deje reposar las galletas durante unos 10 minutos para enfriar.

10.Servir y disfrutar de sus deliciosas galletas!

Nutrición: Calorías: 61 Grasa: 4 g Carbohidratos: 3g Fibra: 0.9g Proteína: 1.2

Galletas keto de cacao

Tiempo de preparación: 10 minutos

Tiempo de cocción: 15 minutos

Porciones 11

ingredientes:

• 1/2 Taza de confitero Swerve

• 1/2 taza de cacao en polvo sin azúcar

• 4 cucharadas de mantequilla de almendras

• 2 Huevos grandes

• 1 cucharadita de extracto de vainilla

• 1 taza de harina de almendras

• 1 cucharadita de polvo de hornear

• 1 Pizca de Sal Rosada

Indicaciones:

1.Combine el cacao en polvo con el desvimiento en un tazón de mezcla grande; luego agregue luego agregue la mantequilla derretida a la mezcla y combine todo junto con la ayuda de una batidora de mano.

2. Una vez que sus ingredientes estén muy bien combinados, agregue los huevos, la vainilla y el polvo de hornear y mezcle de nuevo.

3.Añadir la harina de almendras y mezclar de nuevo; la masa debe ser gruesa.

4.Formar galletas de la masa y organizarlo sobre una hoja de hornear.

5.Hornee sus galletas durante aproximadamente 13 a 14 minutos a una temperatura si aproximadamente 350 F.

6.¡Sirva y disfrute de sus cookies o guárdelas en un recipiente limpio para servirlas cuando lo desee!

Nutrición: Calorías: 16 Grasa: 17.4 g Carbohidratos: 2.5g Fibra: 1gProteína: 4

Galletas Keto Argentinas y Sándwiches de Caramelo

Tiempo de preparación: 12 minutos

Tiempo de cocción: 65 minutos

Porciones: 8

ingredientes:

• Mantequilla 1 taza

• Eritritol 1/3 taza

• Extracto de vainilla 1 cucharadita.

• Sal 1 pellizco

• 2 tazas de harina de almendras finas molidas, escaldadas

• Mantequilla o ghee 2 cucharadas.

• Crema batidora pesada o crema de coco 1/3 tazas

• Eritritol 1/2 taza

• Mantequilla de nuez 1 cucharada.

Indicaciones:

1.In un bol grande, batir la mantequilla y endulzar hasta que quede suave.

2.Añadir la vainilla y la sal y batir para combinar.

3.Añadir la harina de almendras y mezclar hasta que esté bien incorporado, a continuación, utilizar una espátula para suavizar.

4.Transferir la masa a un pedazo de papel de pergamino y enrollarlo en un registro.

5.Envuélvalo y deje enfriar en la nevera para endurecerlo durante una hora. Mientras tanto, preparemos el caramelo.

6.In una pequeña olla o sartén a fuego medio, derretir la mantequilla o el ghee hasta que se dore.

7.Añadir en crema y edulcorante y llevar a fuego lento.

8.Reducir el calor a medio-bajo y ocasionalmente remover hasta que el edulcorante se disuelva y el líquido sea espeso y pegajoso y cubra fácilmente una cuchara insertada en la mezcla.

9.Retirar del fuego y transferirlo a un frasco y dejarlo enfriar a temperatura ambiente.

10.Revuelva a medida que se enfría cada pocos minutos para asegurarse de que no se separa.

11.Si su caramelo no espesa lo suficiente como para untar en las galletas, mezcle la mantequilla de nueces.

12.Precaliente el horno a 325 °F (160 °C).

13.Line una sartén de hoja con papel de pergamino.

14.Corte 1/4 pulgadas de espesor rondas de masa y poner cada rebanada cuidadosamente en la bandeja de la hoja, utilizando los dedos para dar forma a la galleta a una forma redonda uniforme con bordes lisos. Hacer 12 cookies. Necesita un número par para los sándwiches.

15.Dejar 1-2 pulgadas (3-5 cm) entre ellos y hornear durante 15 minutos o hasta que los bordes sean de color marrón dorado.

16.Retire del horno y déjelos enfriar antes de transferirlos a un estante de alambre.

17.Cuando las galletas estén a temperatura ambiente, das la vuelta.

18.Agregue una cucharada de caramelo a cada otra galleta, luego rebaste el sándwich, presionando suavemente hacia abajo hasta que la propagación llegue a los bordes.

Nutrición: Calorías 136 Grasa Total 10.7 g Carbohidratos Totales 1.2 g Azúcar 1.4 g Fibra 0.2 g Proteína 0.9

Bombas de grasa de canela y cardamomo

Tiempo de preparación: 12 minutos

Tiempo de cocción: 45 minutos

Porciones: 10

ingredientes:

•Mantequilla sin sal 3 oz.

•Coco sin azúcar finamente triturado 1/2 taza

•Cardamomo molido (verde) 1 cucharadita.

•Canela molida 1 cucharadita.

•Extracto de vainilla 1/2 cucharadita.

Indicaciones

1.Llevar la mantequilla a temperatura ambiente.

2.Asar cuidadosamente el coco rallado a fuego medio, hasta que se dore finamente. Producirá un sabor maravilloso, pero si lo desea, puede omitir esto.

3.In un tazón, agregue mantequilla, la mitad del coco rallado y especias. Enfriar la mezcla durante 5-10 minutos en una nevera hasta que sea algo sólido.

4.Forma en bolas pequeñas. Rodar bolas en coco rallado restante.

5.Conservar en la nevera o congelador.

Nutrición: Calorías 139 Grasa Total 4.6 g Carbohidratos Totales 2.5 g Azúcar 6.3 g Fibra 0.6 g Proteína 3.8 g

Keto Tres Leches Pastel

Tiempo de preparación: 12 minutos

Tiempo de cocción: 65 minutos

Porciones: 8

ingredientes:

• Pastel

• Huevos 3

• Harina de almendras 31/2 oz.

• Harina de coco 1 cucharada.

• Batidora de 2 cucharadas.

• Polvo de hornear 1 cucharadita.

• Crema sarro 1/2 cucharadita.

• Mantequilla sin sal para engrasar el plato de hornear

• Eritritol 31/2 onza.

• Salsa

• Batidora 1/2 taza

• Leche de almendras sin desbaste 1/2 taza

• Eritritol en polvo 21/2 cucharadas.

- Extracto de vainilla 1 cucharada.

- Sal 1 pellizco

- Goma xantana 1/4 cucharadita.

- Crema

- Batidora 1/2 taza

- Queso crema a temperatura ambiente 1 cucharadita.

- Eritritol en polvo 2 cucharaditas.

- Para servir

- Canela molida 1 cucharadita.

Indicaciones:

1. Combinar todos los ingredientes en un bol. Mezclar bien hasta que se mezcle.

2. Grease un plato de horneado de vidrio de 16 x 21 cm (6 "x 9") o al menos 6,5 cm 2.5 "de ancho a prueba de microondas.

3. Coloque la masa en el recipiente, alisando la superficie para asegurarse de que la mezcla es uniforme.

4. Retirar del horno microondas. Verifique si el pastel en el medio está cocinado. Si es posible, vuelva al horno de

microondas durante 20 segundos. Continúa esta fase hasta que el medio de la torta se cocine a temperatura ambiente, permitiendo enfriarla y no retires del horno microondas, la tarta. Continúe con este método hasta que se cocine el centro de la torta.

5.Mezclar los ingredientes para la salsa como el pastel se está enfriando en el horno, a continuación, mezclar hasta que disuelva el eritritol. Colocar a un lado.

6.Montaje

7. Usando un tenedor para meter agujeros uniformemente espaciados sobre la parte superior de la torta. Vierta la salsa por toda la parte superior de la torta. Refrigerar durante 2 horas como mínimo o durante la noche, para que la salsa sea consumida por el plato.

8.Combine los ingredientes de la crema batida y con una batidora eléctrica, batir hasta que la mezcla cree picos (unos 2 minutos). Tenga cuidado de no batir más rápido que suficiente, o se transformará en mantequilla.

9.Cubrir con la crema batida alrededor del sándwich. Justo antes de comer, espolvorear con canela molida.

Nutrición: Calorías 136 Grasa Total 10.7 g Carbohidratos Totales 1.2 g Azúcar 1.4 g Fibra 0.2 g Proteína 0.9

Queso de cabra keto con moras y pistachos asados

Tiempo de preparación: 12 minutos

Tiempo de cocción: 72 minutos

Porciones: 4

ingredientes:

• Queso de cabra 20 oz.

• Salsa de mora

• Moras frescas 9 oz.

• Eritritol 1 cucharada.

• Canela molida 1 pizca

• Cobertura

• Pistacho nueces 1 oz.

• Sal

• Romero fresco

instrucciones

1.To 350F precalentan el horno.

2.Combine moras, canela y edulcorante, si lo usa. reservar.

3.Hornear el queso de cabra en el horno durante unos 10 a 12 minutos o hasta que tenga algo de color. Retirar y dejar reposar durante unos minutos.

4.Picar aproximadamente los pistachos y asarlos en una sartén seca. Sazonar con sal.

5.Top el queso de cabra con mora, pistacho asado y romero.

Nutrición: Calorías 252 Grasa Total 17.3 g Carbohidratos Totales 3.2 g Azúcar 0.3 g Fibra 1.4 g Proteína 5.2 g

CPSIA information can be obtained
at www.ICGtesting.com
Printed in the USA
BVHW052030170821
614614BV00006B/268

9 781803 753478